AF475494

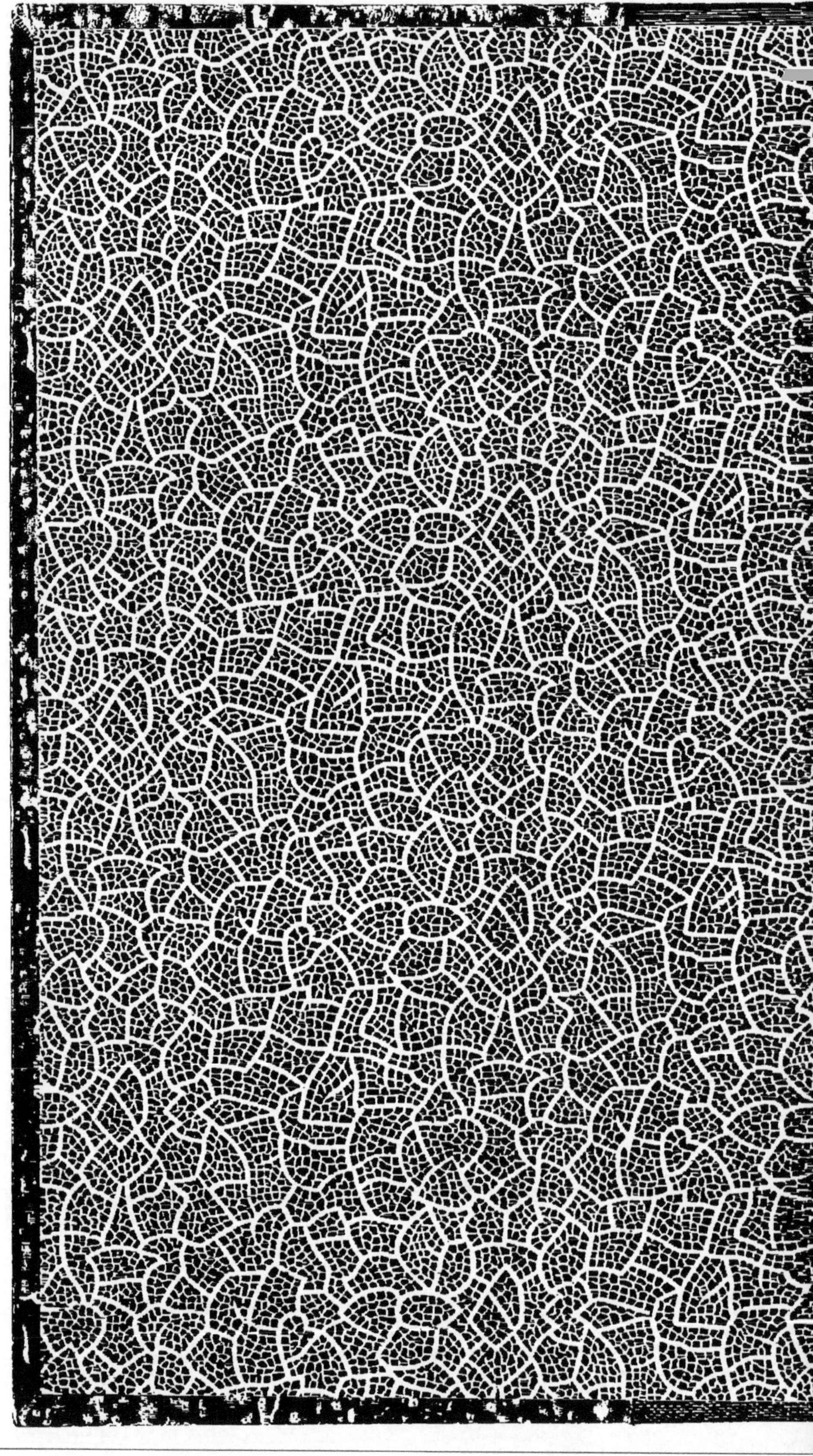

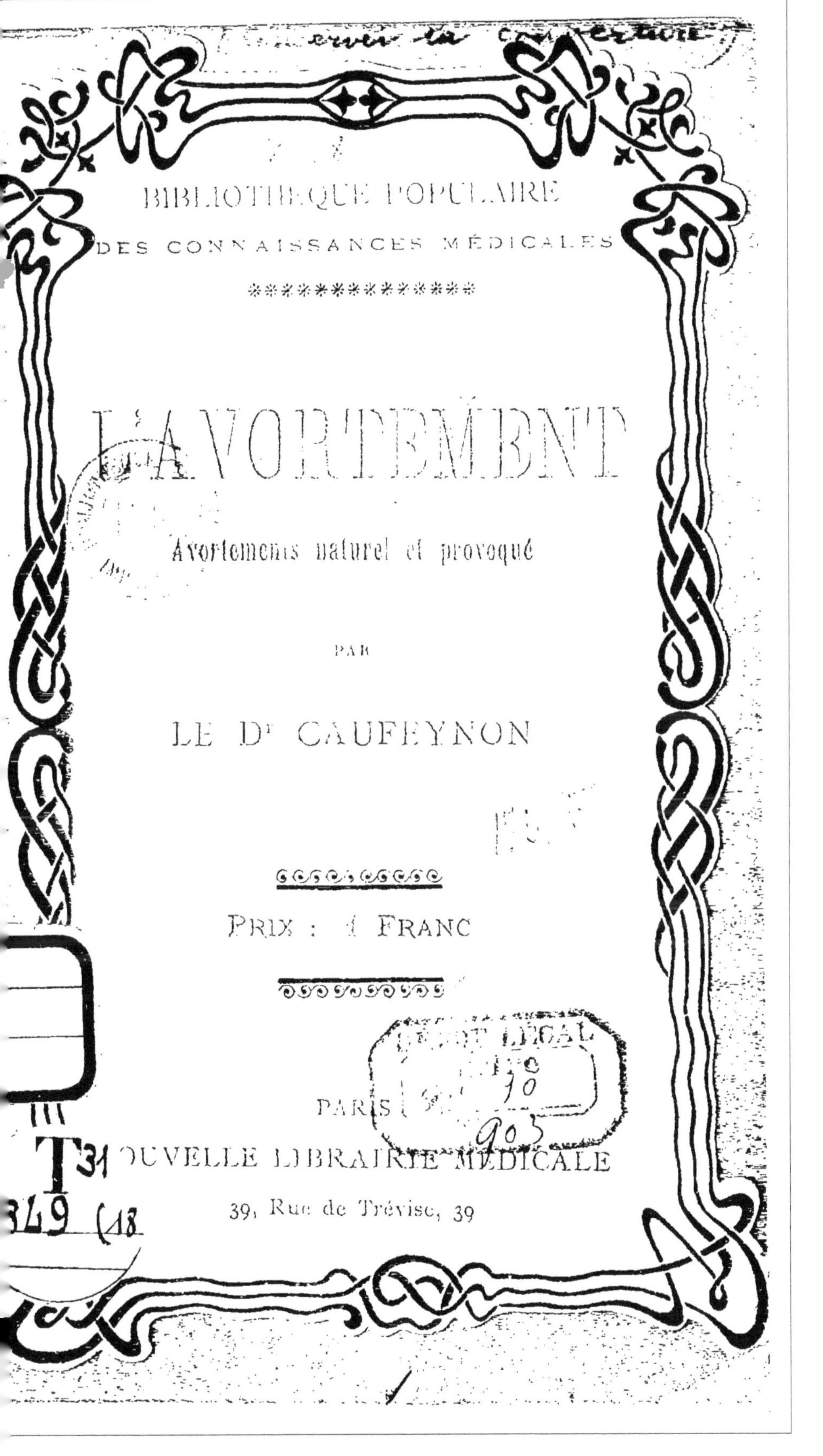

BIBLIOTHÈQUE POPULAIRE
DES CONNAISSANCES MÉDICALES

L'AVORTEMENT

Avortements naturel et provoqué

PAR

LE Dr CAUFEYNON

PRIX : 1 FRANC

PARIS
NOUVELLE LIBRAIRIE MÉDICALE
39, Rue de Trévise, 39

L'Avortement

Docteur CAUFEYNON

L'Avortement

CAUSES DE L'AVORTEMENT SPONTANÉ
ET ACCIDENTEL
L'AVORTEMENT PROVOQUÉ ET CRIMINEL
MÉDECINE LÉGALE

PARIS
CHARLES OFFENSTADT, ÉDITEUR
39, rue de Trévise, 39

I

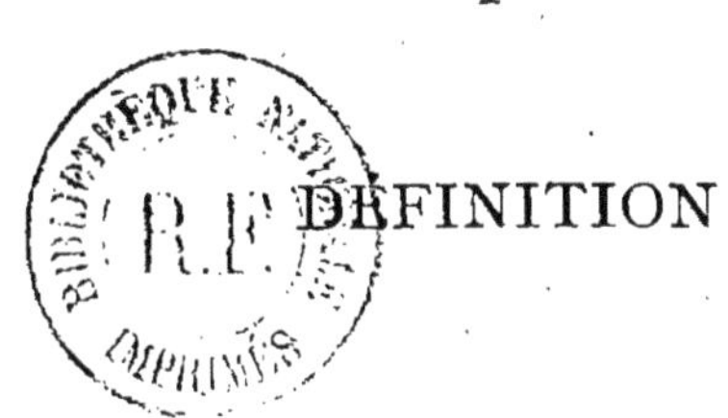

DÉFINITION

L'avortement diffère de l'accouchement prématuré en ce que celui-ci est l'expulsion d'un fœtus viable, avant le terme ordinaire de la grossesse.

L'avortement est dit spontané ou naturel lorsqu'il survient sous l'influence de causes obscures ou latentes, par opposition à l'avortement accidentel où la cause est évidente.

Suivant l'époque de la grossesse où s'accomplit l'expulsion du fœtus, l'avortement présente des différences qu'on a désignées par l'*effluxion* jusqu'au septième jour, et *l'avortement* depuis cette époque jusqu'au quarantième jour. On la désigne encore sous le nom d'avortement *ovulaire* et d'avortement *fœtal*.

Une perte sanguine modérée ou abondante accompagne constamment le travail de l'avortement. Tantôt cette perte en est la cause et le précède, tantôt elle est la conséquence des contractions utérines qui décollent l'œuf; dans l'un et l'autre cas le travail de l'avortement est sanglant pendant la plus grande partie de sa durée, tandis que le travail à terme ne l'est qu'à la fin. La perte sanguine est même le phénomène dominant et souvent le seul signe appréciable dans l'avortement des premières semaines de la conception. Mais dès la fin de la deuxième semaine, après le vingtième jour, on peut quelquefois constater la caractéristique de l'avortement :

des débris de l'œuf, un fragment de membrane d'un gris rosé plus épais sur un point, représentant la portion placentaire de l'œuf. Celui-ci peut même être décollé et expulsé sans être déchiré, et se présente sous la forme d'une vésicule pleine, du volume d'une cerise.

Plus tard, jusqu'au quatrième mois, il est plus souvent expulsé entier que divisé, lorsqu'il n'a pas été déchiré dans le col par des manœuvres intempestives. L'avortement proprement dit est réellement un accouchement ovulaire.

Bien qu'il ne soit pas rare de voir dans le cinquième et le sixième mois, et même plus tard, l'œuf expulsé entier, néanmoins les avortements qui surviennent à ce moment se rapprochent, sous le rapport des phénomènes et des indications, de l'accouchement prématuré ou à terme. L'expulsion du fœtus et du délivre sont ordinairerement deux phénomènes distincts et séparés; mais le fœtus, n'ayant encore que des rapports de volume très éloignés avec le canal qu'il traverse, ne suit pas exactement les mêmes lois mécaniques et son expulsion n'est point empêchée, quelle que soit la position qu'il affecte en le traversant.

Dans l'avortement et même dans la plupart des accouchements prématurés, les contractions se succèdent avec une plus grande régularité et avec une plus grande énergie, la contraction ne décollant le placenta qu'après l'expulsion du fœtus; tandis que dans le second le décollement commence de très bonne heure, que l'œuf soit expulsé entier ou divisé. De là, des pertes sanguines précoces et de longue durée.

II

CAUSES DE L'AVORTEMENT SPONTANÉ

La plupart des causes générales, toutes les causes constitutionnelles, maladives, etc., agissent lentement, sourdement, sur le produit de la conception, et leur seule influence suffit pour le faire succomber. Elles peuvent même atteindre dans l'acte de la génération l'ovule, ou la semence peut déjà porter en germe ou en prédisposition un état morbide dont les effets sont funestes dès les premières phases de la vie intra-utérine. L'œuf fécondé peut donc avorter non seulement sous l'influence d'états morbides de la mère, dans l'organisme de laquelle il se développe et puise les éléments nutritifs dont il a besoin pour vivre et croître, mais encore sous l'influence d'états analogues du père qui est également apte à transmettre par voie d'hérédité ses caractères physiques, moraux et morbides.

L'avortement spontané étant souvent intimement lié à la constitution de la mère ou du père, on ne doit point être surpris, non seulement qu'il se répète plusieurs fois chez les mêmes femmes, mais encore que les filles de celles-ci présentent une disposition semblable. On peut en dire autant des pères qui sont prédisposés, par leur constitution, à engendrer des produits dont l'existence de plusieurs ne doit pas dépasser la vie intra-utérine. Les uns et les autres pourront avoir dans leur descendance, garçons ou filles, des individus qui présenteront la même disposition. L'hérédité de l'avortement ne se rencontre pas seulement dans les cas où elle est commune au père et à la mère et a pour résultat la dégradation et la mort du produit de la conception ; la mère peut encore transmettre à sa fille sa disposition à avorter par hémorrhagie ou par une excitabilité anormale de l'utérus et des ovaires.

L'habitude d'avorter ou un premier avortement deviennent-ils une cause prédisposante à des avortements ultérieurs ? Cet accident se répétant assez souvent avec une persistance et une constance désespérante à la même époque de la grossesse est un fait remarquable. La cause qui a provoqué le premier avortement existant toujours au même degré produira d'une manière constante le même phénomène à la même époque ou à des époques variables. Quant à la question qui nous occupe, un premier avortement engendrant des avortements successifs, les faits sont nombreux et semblent concluants.

Les infractions aux lois de l'hygiène peuvent avoir une influence fâcheuse sur le produit de la conception et sont assez souvent des causes d'interruption de la grossesse à toutes ses époques.

L'influence des professions sur la grossesse et le produit de la conception est réelle. Un travail excessif, surtout si l'alimentation est insuffisante, devient une prédisposition active à l'avortement. Certaines professions insalubres, surtout celles qui exposent à l'absorption d'éléments toxiques, peuvent exercer une influence fâcheuse sur la grossesse.

Les affections scrofuleuses sont considérées, avec raison, comme des causes prédisposantes les plus actives de l'avortement répété.

Les conséquences, pour les jeunes femmes récemment mariées, de rapports immodérés, sont assez souvent une cause d'avortement. Un grand nombre de jeunes femmes ne subissent que d'une manière fort incomplète l'ampliation et la laxité qui se manifestent à la vulve et dans le vagin après la puberté et restent mal préparées aux premiers rapports conjugaux. Tant que cet état dure, elles conçoivent difficilement et sont sujettes aux avortement précoces. Des rapports faciles et désirés peuvent également, lorsqu'ils sont trop fréquents, appeler une surexcitation dans la sphère génitale et devenir des causes actives et directes d'avortement.

En voici un exemple cité par Hoebeke. Une dame eut quatre avortements successifs à des époques différentes de la grossesse; son mari peu de temps après son mariage eut de fréquents accès d'aliénation, et était très porté à l'acte sexuel. Au commencement de sa cinquième grossesse, son mari vint à mourir ; celle-ci arriva à son terme et se termina par la naissance d'un enfant vivant. Remariée au bout de deux ans à un homme plus continent, elle devint de nouveau enceinte et donna le jour à une fille bien portante.

Une altération du sperme durable peut se rencontrer chez les hommes qui apportent dans le mariage, avec l'absence de la jeunesse, une vie usée dans la débauche et les excès. Le docteur Guillemot a attribué les nombreux avortements d'une jeune dame, pour laquelle il fut consulté, à cette cause. Son mari, quoique d'un âge mûr, portait tous les caractères de la caducité. Devenue veuve, elle convola en secondes noces, et depuis elle eut des enfants à terme sans avoir éprouvé d'avortements malgré les dispositions qu'elle avait contractées par cet accident.

Les différentes formes de la métrite chronique, le catarrhe utérin en particulier sont fréquemment une cause d'avortement précoce.

Parmi les causes prédisposantes à l'avortement par hémorrhagie on doit placer en première ligne le mode d'union de l'œuf à l'utérus. Si cette union n'est pas parfaite on comprend qu'une secousse un peu brusque peut facilement détacher partiellement l'œuf.

Les altérations du placenta qui s'opposent à sa fonction, les anomalies du cordon qui gênent la circulation, les maladies et les vices de conformation du fœtus incompatibles avec son existence intra-utérine, sont autant de causes d'avortement.

III

CAUSES DE L'AVORTEMENT ACCIDENTEL

Dans les conditions ordinaires de la vie, les femmes enceintes, comme les autres individus, sont exposées par l'effet du hasard ou de l'imprévoyance, à une foule d'accidents qui retentissent sur l'utérus et jusque sur le fœtus et qui peuvent interrompre le cours de la grossesse de différentes manières. Ces perturbations accidentelles, lorsqu'elles surviennent chez des femmes exemptes de toute prédisposition, restent des faits isolés sans antécédents dans le passé et sans conséquence dans l'avenir.

Les ébranlements physiques sont le résultat de coups, de chutes, de secousses, de sauts, d'efforts musculaires, souvent de pression. Les violences extérieures, les pressions directes peuvent porter sur la région même occupée par l'utérus et blesser le fœtus lui-même. Le plus souvent celui-ci ne participe que d'une manière indirecte à l'ébranlement commun ; c'est une chute sur les pieds, le siège, un faux pas, le cahotage d'une voiture, le trot d'un cheval, les secousses de toute nature, les efforts brusques pour se retenir dans une chute imminente, l'action d'enlever de terre un fardeau, les fatigues de la marche, d'un long voyage, etc. Ces ébranlements brusques répétés ou prolongés, agissent le plus souvent en déterminant un décollement partiel du placenta, la rupture de quelques veines utéro-placentaires ou simplement une congestion utérine. D'autres fois ces secousses provoquent directement la mort du fœtus.

Les émotions morales vives et subites qui provoquent des perturbations instantanées dans le système nerveux peuvent se rencontrer seules, mais le plus souvent associées à des secousses, à des ébranlements locaux. Cela s'observe dans les incendies, les accidents de chemin de fer, les commotions du tonnerre, les grandes explosions. Au dire de Gardien, Baudelocque rappelait, dans ses leçons, « que pendant les huit premiers jours qui suivirent l'explosion de la poudrière de la plaine de Grenelle, il avait été appelé pour soixante-deux femmes en péril ou en état d'avortement. »

Les maladies aiguës, comme les causes accidentelles externes, provoquent dans l'organisme maternel des troubles brusques plus ou moins prolongés, qui, suivant leur degré d'intensité ou de prédisposition de la mère, restent sans effet sur la grossesse qui suit son cours régulier, ou en déterminent l'interruption. Cette interruption survient de plusieurs manières. Quelquefois, comme on a pu l'observer dans certaines maladies contagieuses, le fœtus contracte la maladie de la mère; le plus souvent, il succombe par suite de troubles survenus dans la circulation ; d'autres fois, ces troubles éveillent directement l'action excito-motrice de la matrice, et le fœtus est expulsé vivant ou tout récemment mort.

La variole acquiert par le seul fait de la grossesse une gravité exceptionnelle pour la mère, et aussi généralement funeste pour le fœtus. La scarlatine et la rougeole partagent jusqu'à un certain point les mauvaises chances de la variole.

La fièvre typhoïde a une influence assez fâcheuse, cependant beaucoup de femmes la traversent en état de grossesse sans accidents essentiellement graves. La pneumonie est l'affection qui provoque le plus souvent l'avortement ou l'accouchement prématuré. De toutes les maladies constitutionnelles, la syphilis est celle qui cause le plus fréquemment l'avortement soit qu'elle ait atteint, à une époque plus ou moins rapprochée, ou le père ou la mère, soit qu'elle ait frappé tous les deux à la fois.

Les fièvres intermittentes exercent une influence incontestable sur le produit de la conception. La mort du fœtus peut en être la conséquence si on n'apporte pas de remède à la maladie.

IV

SYMPTOMES

Les symptômes de l'avortement varient selon le terme de la grossesse où cet accident a lieu, et aussi selon la cause qui le produit.

Les signes précurseurs ont beaucoup d'analogie avec ceux de la menstruation : sensation de pesanteur vers les régions lombaires, les aines, le rectum ou la vessie, symptômes qui sont exaspérés par la marche, la station debout et qui s'accompagnent le plus ordinairement de malaises, de frissons, d'inappétence et d'accélération du pouls. Pendant les six premières semaines, après quelques-uns des prodromes décrits ci-dessus, on voit apparaître tout à coup un écoulement de liquide séreux, tantôt complètement incolore, tantôt teint par le sang, l'écoulement qui se fait généralement sans douleur augmente bientôt d'abondance et devient sanguin. Après une série de douleurs peu vives et intermittentes, apparaissent quelques petits caillots sanguins parmi lesquels on peut distinguer de petits lambeaux de membrane. Puis l'écoulement sanguin disparaît et tout rentre dans l'ordre.

A la fin du deuxième mois et pendant le troisième, après les signes avant-coureurs, l'écoulement est ordinairement sanguin d'emblée et beaucoup plus abondant, il acquiert rapidement les proportions d'une hémorrhagie plus ou moins forte, les douleurs qui se déclarent plus tôt que dans le premier cas sont aussi plus vives, plus pénibles et se prolongent davantage, puis le col se dilate lentement et laisse enfin échapper tout ou partie de l'œuf. Souvent en effet l'expulsion ne se fait qu'en plusieurs fois, c'est d'abord le fœtus, puis les autres débris de l'œuf.

Pendant les quatrième, cinquième et sixième mois les symptômes et le mécanisme de l'avortement se rapprochent de plus en plus de l'accouchement prématuré et de l'accouchement à terme. Les premiers symptômes consistent toujours en un écoulement de sang ou d'un liquide séreux plus ou moins teint par le sang, et en douleurs utérines intermittentes et caractéristiques du travail de la parturition, la rupture de la poche des eaux s'effectuant plus ou moins tôt, selon sa résistance ou sa faiblesse. Le plus ordinairement le fœtus est expulsé le premier, puis après lui c'est l'arrière-faix.

On voit souvent après le quatrième mois de la grossesse un autre genre d'avortement, on observe en même temps qu'une certaine altération dans le facies de la femme, une agitation plus ou moins vive du fœtus, dont les mouvements et les bruits du cœur s'affaiblissent graduellement et finissent par cesser complètement ; puis les phénomènes sympathiques de la grossesse disparaissent, les seins s'affaissent, le volume de l'utérus et de tout le ventre diminue, la femme éprouve alors souvent la sensation d'un poids inerte, qui tombe du côté sur lequel elle se couche.

L'époque du travail d'expulsion est très variable après l'action de la cause, quelquefois ce n'est que plusieurs semaines après la mort du fœtus. C'est dans ce cas que, les membranes étant restées intactes, le fœtus subit une sorte de macération, ou mieux de momification, sans qu'on remarque aucun signe de putréfaction. Celle-ci ne se manifeste en effet que lorsque les membranes sont rompues, donnant accès à l'air extérieur ; c'est alors que l'épiderme se détache partiellement ou presque en entier, quelquefois même peu d'heures après la mort du fœtus.

Un cas qui se présente avec les caractères de la plus haute gravité, c'est, après l'expulsion du fœtus, la rétention du placenta, elle n'est pas rare aux troisième et quatrième mois. C'est dans le cas d'une hémorrhagie persistante, après la sortie des caillots et du fœtus, qu'il est nécessaire de visiter avec soin les linges placés sous la femme, porter toute son attention sur les produits expulsés, et s'assurer, par une inspection minutieuse et des lavages, s'ils se composent de caillots seulement ou de tout ou partie de la masse placentaire. Une négligence peut, en ce cas, laisser subsister une cause permanente d'hémorrhagie grave, quelquefois mortelle, ou l'infection putride par le séjour des débris de l'œuf.

Après un avortement il faut éviter autant que possible le retour trop rapproché d'une nouvelle grossesse. Mais celle-ci existant, la femme doit se placer dans les conditions hygiéniques les plus favorables et éviter l'usage des corsets, des jarretières, des vêtements trop lourds, les chaussures à talon trop élevé ; s'abstenir absolument des bains, ceux-ci ne devront être mis en usage qu'après le quatrième mois. Les bains de pieds sont proscrits ainsi que les injections.

L'exercice est nécessaire à la femme enceinte, même à celle qui a avorté. La constipation et la diarrhée doivent être combattues par tous les moyens connus.

Enfin la femme doit éviter toute émotion morale.

Lorsqu'une femme qui a déjà avorté et qui soupçonne seulement pouvoir être enceinte de nouveau est prise d'un léger écoulement sanguin, à quelque époque que ce soit, il faut agir comme si on redoutait ce dernier accident et se mettre au lit, éviter absolument toute fatigue, tout effort, s'abstenir de boissons ou d'aliments excitants ou trop chauds, vider l'intestin à l'aide d'aliments presque froids, et éviter toute cause d'excitations physiques et morales.

V

AVORTEMENT PROVOQUÉ MÉDICAL

Lorsque l'existence de la mère est mise en péril par le développement du produit de la conception, on sacrifie l'enfant pour sauver celle-là.

On a été conduit, dit le docteur Jacquemier, à provoquer l'avortement dans deux conditions fort différentes : dans l'une, l'indication est fournie par l'étroitesse extrême des voies naturelles, ne laissant d'autres alternatives que l'opération césarienne ou le sacrifice du fœtus ; dans l'autre, l'indication est fournie par divers accidents graves qui menacent très prochainement l'existence de la femme enceinte, et qui sont si intimement liés à la grossesse qu'on est autorisé à croire qu'en l'interrompant à propos, on les fera cesser. Le moment d'agir est déterminé par la certitude et l'imminence du danger.

On peut considérer comme rétrécissements extrêmes du bassin, indiquant la nécessité de l'avortement, ceux dont l'étendue des diamètres ne permet plus de compter sur l'accouchement prématuré, artificiel, c'est-à-dire lorsque le diamètre le plus réduit a moins de 6 cent. et demi. Les rétrécissements extrêmes, étant facilement accessibles au doigt, éloignent les chances d'erreurs et permettent une mensuration presque entièrement exacte; on peut même reconnaître, lorsque le rétrécissement porte sur un côté du bassin, si le côté opposé ne laisse pas encore quelques chances à l'accouchement prématuré.

L'obturation du bassin par des tumeurs volumineuses qui ne peuvent être ni déplacées, ni ponctionnées, ni enlevées, forme un autre genre de rétrécissement extrême du canal, où l'indication de l'avortement provoqué peut être formelle.

La provocation de l'avortement fondée sur les dangers que font courir à la mère et à son fruit quelques-unes des maladies propres à la grossesse ne doit pas permettre l'hésitation. Ces accidents qui menacent sérieusement la vie de la femme et qui peuvent faire poser la question de l'avortement, ne sont pas communs pendant les premiers mois de la grossesse.

Les déplacements de la matrice dans la cavité du bassin, lorsqu'ils sont complètement irréductibles malgré l'emploi de tous les moyens connus, provoquent des accidents graves d'étranglement et d'inflammation ce qui n'a guère lieu avant la fin du troisième mois de la grossesse. Dans ce cas, il ne faut pas prendre une détermination trop rapide, parce qu'il arrive le plus ordinairement que la grossesse s'arrête d'elle-même et que l'avortement se fait spontanément.

Les hémorrhagies utérines très graves peuvent encore autoriser la provocation de l'avortement.

L'éclampsie a été rangée parmi les indications les plus pressantes de l'avortement. Si l'on voit en effet les convulsions cesser quelquefois après l'expulsion du fœtus, il arrive aussi fort souvent que ces convulsions n'ont pas été arrêtées par elle et ont entraîné la mort de la femme. Si les accidents convulsifs ont un caractère grave et une marche accélérée, il est douteux que la provocation au travail puisse rendre les services qu'on en attend ; le remède alors sera trop tardif, au moins tant qu'on ne possédera pas un moyen doux et à très courte échéance de provoquer le travail.

Les vomissements, si communs pendant la première moitié de la grossesse, deviennent plus souvent incoercibles et compromettants pour la femme qu'on ne le suppose généralement. De nombreux exemples prouvent que les vomissements peuvent résister au temps et à tous les moyens que l'art met en œuvre, et qu'ils sont assez souvent mortels, mais que, au contraire, la mort du fœtus, ou son expulsion, font cesser presque immédiatement cet accident redoutable. On en a conclu qu'il était indispensable, dans les cas désespérés, d'avoir recours à la provocation de l'avortement.

Dans les vomissements de la grossesse, l'avortement aura le plus de chances de réussite pendant cette période de la maladie caractérisée par les phénomènes suivants : vomissements presque incessants, amaigrissement et faiblesse condamnant la malade à un repos absolu, syncopes, sous l'influence du moindre mouvement ou de la moindre émotion, altération déjà profonde des traits, réaction fébrile forte et continue, acidité excessive de l'haleine, insuccès de toutes les médications. L'opération dans ces cas devient une nécessité.

Les modes opératoires pour provoquer l'avortement sont les mêmes que ceux employés dans l'accouchement prématuré. Ils relèvent tous de l'excitation portée directement sur l'utérus, excitation qui aboutit plus ou moins promptement à mettre en jeu, d'une manière définitive, l'action motrice de l'organe.

La douche vaginale étant exempte de souffrances est d'autant plus souvent employée qu'elle ne souffre pas de difficultés et donne souvent des résultats satisfaisants L'effet est quelquefois très prompt, des contractions suivies peuvent se manifester après la troisième ou quatrième douche. C'est le moyen mis en usage lorsqu'on a, comme dans les rétrécissements ou les obstructions du bassin, le loisir de choisir le moment le plus favorable.

La dilatation du col de l'utérus peut être encore obtenue à l'aide d'une éponge préparée. Cette éponge sèche, fortement serrée à l'aide d'une ficelle qui l'enveloppe de ses circuits multiples, est introduite dans le col, en s'humectant elle acquiert une force d'expansion douce et lente. Cependant son application paraît assez difficile.

La ponction directe de l'œuf est le seul moyen d'un effet assuré et constant, dit le docteur Jacquemier (1), il est aussi dans

(1) *Dictionnaire des connaissances médicales* (avortement), t. VII.

l'ordre chronologique le premier qui ait été employé. La ponction est généralement une opération simple et facile. La sonde utérine ou tout autre instrument plus ou moins analogue, à extrémité conique, suffit le plus souvent.

Dans les cas où l'indication est pressante et ne comporte pas de retards, si les moyens auxquels la préférence tout d'abord est accordée ne paraissent pas applicables, on doit avoir recours à la perforation de la membrane, et dès que le col est ramolli et relâché, on applique l'éponge préparée.

Mais il ne faut pas se dissimuler les difficultés que l'on rencontre souvent à faire pénétrer dans la cavité utérine, une sonde à cause des étroitesses, des directions anormales, des courbures que peut présenter le col.

Cette difficulté est certainement plus

grande qu'on ne se le figure en général, et cela suffit pour expliquer la raison qui fait que les matrones interlopes font si souvent fausse route dans leurs opérations criminelles, ce qui rend l'avortement clandestin si redoutable dans ses suites.

VI

L'AVORTEMENT CRIMINEL DANS LE MONDE

L'avortement criminel dans sa fréquence varie selon les pays. Il est lié en effet à l'état de la perversion des mœurs, à la vulgarisation de la science médicale, à l'efficacité des moyens employés et au manque d'efficacité des lois pénales dirigées contre ce crime.

D'après Bromvich, les Tasmaniennes obtiennent l'expulsion du fœtus en se faisant frapper sur le ventre à coups redoublés par de vieilles femmes. De Rochis nous dit que les femmes de la Nouvelle-Calédonie préparent dans ce but une décoction du bourgeon rouge de la grappe du bananier et du fruit vert qu'elles avalent très chaude. Les causes d'avortement dans ces contrées sont le manque de subsistance et la difficulté de nourrir les enfants.

Letourneau dit qu'à l'île Formose il est interdit, de par la loi, à la femme d'avoir des enfants avant 36 ans, et comme il est assez difficile aux jeunes filles d'attendre cet âge, la grossesse survenant, elles sont conduites dans un temple où les prêtresses les piétinent pour les faire avorter. La cause de ces lois ? c'est dans le but de limiter la population aux ressources de l'île.

En Chine et en Corée, nous apprend le journal *La Nature*, où les femmes sont mineures à tout âge, on ne compte pour rien les inclinations du cœur dans le mariage. Il en résulte des amours clandestins et des avortements pour en faire disparaître le fruit. En Corée les veuves ne doivent, ne peuvent se remarier avant trois ans; on devine le résultat de ces prescriptions.

Le docteur Corre, dans son ouvrage *La Mère et l'enfant dans les races humaines*, cite ce fait qu'à Pékin, on affiche tous les jours des substances pour *dégager le ventre*, *faire revenir les règles*, et *rendre la virginité !*

Au Japon l'avortement est puni, mais seulement lorsqu'il est commis afin d'éviter les charges de famille.

Dubois assure qu'aux Indes la destruction d'un être qui n'a pas vu le jour est un moindre mal que le déshonneur d'une femme.

L. Canolle nous montre qu'à Pondichéry et à Karikal les femmes limitent leur progéniture sans avoir toujours recours à l'avortement et sous l'empire de certaines superstitions, qui jouent un grand rôle dans ce pays, elles boivent de l'urine de bélier et du sang de lièvre pour se rendre stériles. Ce sont les blanchisseuses qui font métier de pratiquer les avortements à Pondichéry.

Le docteur Pardo raconte qu'en 1872 on constata à Constantinople 3000 cas d'avortements criminels. La faute est passible de peine, mais elle se rachète à prix d'argent. En tout pays musulman les femmes provoquent l'avortement ou cherchent des causes de stérilité pour éviter les grossesses fréquentes et afin de pouvoir se conserver le corps intact aux passions du maître.

Les négresses de l'Afrique centrale, dit le docteur Corre, se font avorter lorsque, épouses infidèles, elles veulent éviter le terrible châtiment qui les attend. L'esclave enceinte se fait avorter sur l'ordre de son maître afin de conserver les apparences de la virginité, ce qui lui donne une valeur marchande plus considérable.

Au Sénégal une négresse n'acceptera de vivre avec un blanc que si elle a la certitude que les relations dureront longtemps. Car si elle était abandonnée après une grossesse, elle serait forcée de se délivrer afin de cacher sa faute et pouvoir se marier ensuite avec un noir.

En Amérique, au Paraguay et à la Plata, quand une femme a deux fils vivants et qu'elle devient grosse pour la troisième fois, on la fait avorter. Chez les Indiens l'avortement est considéré comme sans importance.

En Allemagne nous trouverons que l'avortement est pratiqué sur une vaste échelle, les coupables échappent facilement à la loi qui veut qu'une peine ne puisse être donnée que s'il y a production du corps de délit.

« J'ai vu dans ma longue pratique, dit le docteur Casper, un grand nombre d'avortements provoqués, je n'ai jamais vu un cas de condamnation, lors même que les circonstances du crime étaient évidentes. J'ai vu un père, dont la culpabilité ressortait de toutes les circonstances du fait, acquitté par la seule raison qu'on ne pouvait affirmer que le fruit ait été un enfant plutôt qu'une *môle*. Cette raison sert toujours d'argument aux défenseurs, lorsque, ce qui arrive le plus souvent, le fœtus ne peut être retrouvé. »

Maschka constate qu'en Norvège l'avortement est pratiqué par des manœuvres externes et directes exercées par des gens qui en font le métier.

En Angleterre le docteur Taylor dans son traité de médecine légale constate que la plupart des sages-femmes tirent leurs moyens d'existence des pratiques abor_ tives. Les Anglaises du reste,dont la pudeur est si connue, savent bien venir en France cacher leurs crimes et ce sont elles qui constituent la meilleure clientèle des maisons privées d'accouchement et nul doute qu'elles ne fournissent une partie respectable du contingent de fœtus de la morgue à Paris.

Aux Etats-Unis l'avortement s'étale en plein jour. D'après le docteur Burns, le crime prendrait depuis quelque temps des proportions effrayantes. Les journaux ont des annonces à peine déguisées de préparations abortives. « Sur ma table,dit Gaillard-Thomas (*Maladies des femmes*), se trouve en ce moment l'un des journaux les plus populaires et les mieux rédigés de New-York, qui se lit dans la plus haute classe de la société et qui se trouve entre les mains des jeunes filles et des dames de tous les pays. Dans ses colonnes se trouvent une série d'annonces bien connues comme étant celles d'individus, qui font métier de provoquer l'avortement. Il se peut que la police, il se peut que les éditeurs, qui ont la réputation d'honnêtes gens, ignorent ces faits : mais il est difficile de le croire, lorsque tant d'avis annoncent clairement les chambres où les malades peuvent être logées et où une seule entrevue suffit pour obtenir le résultat désiré sans danger pour la vie ni la santé. »

En Italie, Zino, le médecin légiste, nous dit qu'il existe à Naples des maisons d'accouchement, où l'avortement est pratiqué et où l'on trouve dans d'élégantes vitrines des collections de fœtus conservés dans de l'alcool, figurant comme réclame et pour montrer la pratique de cette coupable industrie.

En France, les *Annales des Cours d'assises* et la *Statistique de la Justice criminelle* permettent de se rendre compte des progrès incessants du mal. De temps à autre, des procès nous révèlent la profondeur de l'immoralité. Si encore les personnes chargées d'assister la femme au moment de l'accouchement ne participaient pas à ce honteux trafic ! Le docteur Lutaud, dans sa *Médecine légale*, affirme que sur 604 condamnés il y a 148 médecins ou sages-femmes.

« Toutes les sages-femmes, répliquait Mme Audibert au président des assises du Var, pratiquent l'avortement. » Une sage-femme a avoué à un professeur de l'Ecole de Médecine qu'elle faisait une moyenne de 100 avortements par an, à 100 francs l'un au minimum.

« Qui pourrait dire le nombre des avortements ? a écrit M. Jules Simon ; pour un qui éclate au grand jour, des milliers sont couverts par l'obscurité de la vie privée. »

4

VII

L'AVORTEMENT CRIMINEL DEVANT LA LOI

L'avortement en médecine légale est : « *Tout accouchement provoqué avant terme avec intention de faire périr le produit de la conception.* »

Les Grecs et les Romains toléraient l'avortement dans leurs mœurs, cependant beaucoup d'entre eux ne l'approuvaient pas. Le but était d'éviter les fatigues et les traces de l'enfantement qui détérioraient la beauté de la femme. On faisait même connaître la nature des moyens à employer qui du reste étaient à peu de chose près les mêmes que de nos jours.

Sous le Bas-Empire, des lois très sévères furent promulguées contre l'avortement. De l'impunité absolue, on passait à la peine de mort. En 692, le concile de Constantinople assimilait l'avortement à l'homicide. Sixte V, en 1588, excommuniait les laïques et frappait d'une irrégularité éternelle les prêtres qui s'en rendaient complices.

En France, la peine capitale était la loi.

En 1556, Henri II édicta la loi qui subsista jusqu'à la Révolution, et qui confondait dans une répression commune et également impitoyable tous les crimes qui menaçaient la vie du produit de la conception, célation de grossesse, avortement, infanticide ; la pratique adoucissait souvent la sévérité de la loi et admettait des distinctions basées sur la vie de l'enfant. En 1791, la Révolution admit une division plus équitable de ce genre de crimes ; elle accorda l'impunité à la mère pour faire tomber toute la répression sur les complices.

Le Code pénal actuel s'exprime ainsi :

« Quiconque par aliments, breuvages, médicaments, violences, ou par tout autre moyen aura procuré l'avortement d'une femme enceinte, soit qu'elle y ait consenti ou non, sera puni de la réclusion. La même peine sera prononcée contre la femme qui se sera procuré l'avortement à elle-même, ou qui aura consenti à faire usage des moyens à elle indiqués ou administrés à cet effet, si l'avortement s'en est suivi. Les médecins, chirurgiens, autres officiers de santé, ainsi que les pharmaciens qui auront indiqué ou administré ces moyens, seront condamnés à la peine des travaux forcés à temps, dans les cas où l'avortement aurait eu lieu. »

Voici les questions posées par Tardieu (1) dans une instruction médico-légale : « L'avortement a-t-il eu lieu et à quelle époque de la grossesse ? Depuis combien de temps s'est-il effectué ? Quels sont les symptômes qui font supposer qu'un avortement a eu lieu ? Y a-t-il eu simple tentative ou avortement accompli ? La femme est-elle grosse, a-t-elle pu ignorer sa grossesse ? Un commencement de travail s'est-il déclaré, pour cesser ensuite ? A quel moment se sont produits les premiers indices du travail qui a précédé l'avortement ? Sa marche a-t-elle été prompte ou lente ? Existe-t-il chez la prévenue un état morbide que l'on puisse confondre avec les traces d'un avortement ? Cet accident a-t-il été simulé ? » Comme on le voit la chose est complexe et encore nous n'indiquons

(1) Etude médico-légale sur l'avortement, 1869.

pas les questions relatives aux *conséquences*, aux *tentatives*, etc.

On fait les *preuves* de *l'avortement*, par l'examen du fœtus, par la visite de la femme et par l'autopsie.

Le produit de la conception peut être encore dans les parties génitales de la femme ou dans les caillots des pertes, ces débris plus ou moins informes sont examinés au microscope qui démontre l'organisation des membranes. L'expert note les monstruosités du fœtus, car il existe un rapport remarquable entre la nature de la difformité et les causes qui ont influé sur la femme pendant sa grossesse. Les vices de conformation de la tête sont fréquemment occasionnés par les chutes ou les coups reçus sur l'abdomen (voir *Grossesse, accouchement*).

Les blessures du fœtus sont recherchées avec soin, on peut y trouver les traces de piqûres, de déchirures. Le docteur Troudes dit que « la putréfaction à l'air libre sera distinguée de celle qui se produit dans l'utérus ; l'enlèvement de l'épiderme, la rougeur, la mollesse de la peau, l'infiltration de sérosité rougeâtre dans le tissu cellulaire et dans les cavités séreuses, attestent que l'embryon avait cessé de vivre, plusieurs jours avant son expulsion. On peut établir un rapport entre l'époque de la mort du fruit et celle des manœuvres abortives. Une femme attribuait son avortement à une chute effectuée trois jours auparavant, et au moment de laquelle elle aurait encore senti les mouvements de l'enfant ; nous avons constaté une putréfaction qui faisait remonter à une douzaine de jours au moins l'époque de la mort. Une putréfaction très avancée rend l'expulsion naturelle plus probable. Les signes de la vie et l'état de fraîcheur des tissus indiquent un avortement rapide. »

La visite de la femme a lieu selon les circonstances, bien portante ou malade, lors du travail ou après l'expulsion, à une époque plus ou moins éloignée de ce moment. Le plus souvent il s'agit d'une jeune fille, que la honte, la crainte d'abandon, de misère, d'immoralité ont conduite à cette extrémité, d'autres fois l'embarras de la maternité est sérieusement redouté, ou un adultère caché.

L'expert examine l'état mental de la femme, il pèse ses inquiétudes, ses agitations et son excitabilité. « Il interroge avec soin, dit Tardieu, et sur les conditions générales de sa santé et sur les circonstances particulières de sa grossesse, et si elle avoue, sur les moindres détails des faits qui ont précédé, accompagné et suivi les tentatives et les manœuvres abortives. »

Les recherches sont d'autant plus difficiles que la grossesse était moins avancée et que l'examen est plus tardif. L'avortement criminel se présente généralement plus tard que l'avortement naturel. Avant de se décider la femme attend la certitude de la grossesse. On admet comme limite ordinaire de l'avortement criminel, le troisième et le sixième mois.

A mesure que la grossesse se prolonge, les signes deviennent plus sûrs. Les uns indiquent le développement de la dilatation des organes, les autres, la sortie, la déchirure, l'expulsion. Du quatrième au sixième mois, la mollesse, l'ouverture du col et la dilatation du vagin, l'hémorrhagie, la flaccidité du ventre, la tuméfaction des seins, la sécrétion laiteuse, la pâleur, etc.

Les conclusions peuvent être : 1° qu'il existe des traces certaines d'un avortement; 2° que cet avortement est probable ou possible ; 3° qu'on n'observe au contraire aucun indice d'un accident de ce genre. Ces conclusions peuvent d'une simple probabilité devenir une certitude par suite des témoignages attestant les manœuvres abortives.

L'absence de toutes traces n'implique pas l'impossibilité du fait, car quelques jours, quelques semaines ont pu les effacer complètement.

La simulation de l'avortement peut être effectuée par des femmes cherchant à nuire à autrui ou à obtenir des dommages-intérêts. Voici un cas observé par Tardieu et Saint-Yves en 1857 (1), à Melun, et qui donnera toute la mesure de ces sortes de supercheries :

« Une sage-femme de la ville voulant, par le plus odieux calcul, se débarrasser de la concurrence d'une nouvelle venue

(1) TARDIEU, *Etude médico-légale sur l'avortement*, 1863.

imagina de la dénoncer comme coupable d'avortement sur la personne d'une ancienne servante qui ne craignit pas de s'associer à cette infâme machination dans laquelle un long service chez un médecin la mettait plus qu'une autre en état de jouer son rôle.

« Voici la fable imaginée sans doute en commun et racontée avec une rare impudence et non sans une réelle habileté par la femme qui se serait soumise aux manœuvres abortives. Elle avait vu ses règles manquer trois fois, et à la quatrième époque, paraître moins abondantes que de coutume. Ne sachant si elle était enceinte elle va consulter la sage-femme (celle qu'elle accuse aujourd'hui), à qui elle ne dit pas qu'elle a vu deux jours auparavant et qui, sans lui demander où elle en est des époques menstruelles, la touche, lui dit qu'elle ne sait pas si c'est un amas de sang et séance tenante, la femme étant debout, lui introduit une sonde. Elle dit n'avoir rien senti ; il ne coule rien. Ceci se passait le 6 septembre à 9 heures du soir. Le lendemain à 7 heures du soir, de l'eau s'écoule, des douleurs et des coliques surviennent pendant la nuit. Une voisine dépose qu'elle l'a vue se tordre et grincer des dents. Le lendemain elle se lève, mais elle estreprise de douleurs et rend du sang pur, liquide, puis un peu plus tard un caillot qu'elle dit gros comme deux doigts et recouvert d'une peau blanche Elle s'écrie : « La malheureuse m'aura blessée ! » et fait alors appeler pour la secourir une autre sage-femme, sa complice, celle dont elle veut servir la passion intéressée. Celle-ci, de son côté, déclare qu'à ce moment elle la trouve se tordant, se cramponnant, ayant des poussements comme une femme qui va accoucher. Elle la touche et prétend aussi trouver dans le vagin un petit caillot de sang et une dilatation de l'orifice utérin de 60 millimètres. Le lendemain, examinant le vase de nuit, la sage-femme dit avoir vu, nageant au milieu du sang, un morceau de placenta long comme la paume de la main. Le même jour elle recueille encore un lambeau de chair qu'elle porte le soir à M. Saint-Yves qui croit bien avoir reconnu un fragment de rate de mouton. Cependant continuant leur triste jeu, quatre jours après la prétendue opération, les deux coupables simulent des accidents plus sérieux que la sage-femme définit en ces termes : « Comme il y avait toujours des poussements, des maux de reins et une légère évacuation sanguine, je jugeai à propos de faire des tamponnements » ; et plus tard, les maux de reins et les poussements continuant, elle crut devoir aider la nature en administrant 2 grammes d'ergot de seigle.

« Cependant le docteur Saint-Yves, à la sollicitation de la sage-femme qui espérait l'entraîner dans ce piège et appuyer de cette autorité son accusation mensongère, était allé visiter vers le cinquième ou sixième jour la femme accouchée. Il ne fut pas peu surpris de la trouver sans fièvre, sans altération des traits du visage. Le ventre était volumineux mais ne présentait pas la plus petite trace d'une éraillure récente. La sensibilité prétendue de la fosse iliaque n'empêchait pas d'exercer sur ce point une forte pression, surtout quand l'attention de la femme était distraite. Il n'y avait ni vomissements, ni nausées, ni hoquets. Les mamelles flétries n'étaient le siège d'aucune sécrétion. Les parties sexuelles ne laissaient écouler ni lochies ni sang, le col de la matrice avait la position et la forme normales ; il n'était pas chaud, ni gonflé, ni ramolli, mais seulement un peu entr'ouvert.

« Dès ce moment la conviction de M. Saint-Yves était formée; l'examen auquel je soumis moi-même la femme quelques jours plus tard, donna des résultats exactement semblables. Je trouvai le ventre gros, mais lisse, la matrice remarquablement petite, le col mou mais normal, les seins sans trace de gonflement ni de sécrétion. Je dois dire que cette malheureuse, qui commençait par se sentir embarrassée de son personnage, feignit d'avoir éprouvé une sorte de trouble des facultés intellectuelles et cherchait à éluder les questions en alléguant une perte de la mémoire qui n'était nullement admissible en présence des déclarations minutieuses qu'elle nous faisait sur d'autres points.

« Nous n'avons pas eu de peine à démontrer quel tissu de faussetés, quelles impossibilités de toutes sortes se cachaient sous le récit en apparence assez habilement conçu des deux coupables..... A la suite d'un nouvel interrogatoire où elle avait persisté dans sa version mensongère, la femme qui se disait victime de l'avortement finit par se décider à dire toute la vérité.

« Elle avoua alors qu'elle n'avait jamais été chez la sage-femme accusée ; et que le fait de cette visite était une fable inventée par elle d'accord avec l'autre sage-femme qui voulait nuire à sa rivale par jalousie de métier... Sa complice avait attendu le moment où ses règles revenaient avec quelques coliques pour lui faire simuler la fausse couche... qu'elle s'était réellement laissée tamponner pour jouer mieux encore la fausse couche et qu'enfin les lambeaux de chair présentés au docteur Saint-Yves avaient été apportés par la sage-femme. »

La question de l'avortement après la

mort est plus facile que pendant la vie. Aux signes extérieurs se joignent les modifications dans la forme, dans le volume et dans la texture de l'utérus, l'état du col, la présence de l'œuf ou les traces de son insertion et enfin les maladies ou les blessures qui ont occasionné l'avortement et qui servent à le caractériser.

La plupart des femmes qui sont accusées d'avortement ont pour système de défense de dire qu'elles ont avorté spontanément. La fréquence de cet accident ne peut être niée, il est commun chez les filles qui se livrent à la prostitution. C'est surtout au début de la grossesse qu'il se produit, à un ou deux mois. L'expert peut trouver la preuve de l'avortement naturel dans les maladies et les vices de conformation du fœtus et de ses annexes. Les antécédents de la femme, sa constitution, les influences hygiéniques, la répétition du fait aux mêmes époques, à la condition qu'il ne soit pas entouré de circonstances suspectes, sont à prendre en considération. La résistance de la femme au genre de vie le plus imprudent, aux tentatives même les plus multipliées, montre souvent combien on a eu de la peine à produire l'avortement et réfute toute idée de prédisposition.

VIII

PRATIQUES ABORTIVES

L'emploi fréquent des purgatifs pendant la grossesse fait naître de graves soupçons. La persistance de la diarrhée est une cause assez ordinaire de fausse-couche, l'usage des purgatifs peut donc amener ce même résultat.

Les essences de plantes aromatiques sont fréquemment employées pour provoquer l'avortement, celle de tanaisie notamment, mais toutes les observations qui ont été faites à ce sujet ont démontré que presque toujours la mort de la femme s'ensuivait.

Les médicaments sont aussi administrés avec l'intention de faire venir directement l'enfant dans la matrice. Des expériences ont été faites qui établissent que des substances absorbées par la mère peuvent se retrouver dans l'embryon, mais rien ne démontre une action prédominante atteignant le fruit et causant isolément la mort, le fœtus succombe sous l'influence du trouble général ou de la lésion locale déterminée par les moyens abortifs.

« Parmi les femmes qui se laissent entraîner au crime d'avortement, dit Tardieu (Médecine légale. *Nouveau dictionnaire de médecine et de chirurgie*, tome IV), il en est bien peu qui, avant de se décider au parti extrême d'une opération dont elles redoutent à bon droit les dangers, ne cherchent à l'éviter en recourant à tous les moyens qu'elles supposent pouvoir la rendre inutile. La plupart confessent avoir fait usage de quelques breuvages ou s'être soumises à quelques pratiques particulières. Celles-ci consistent principalement en émissions sanguines générales ou locales, en pédiluves ou demi-bains et fumigations ou en bains entiers, et enfin en compression du ventre, exercices forcés, fatigues ou même chutes volontaires.

« Si l'on peut dire en général qu'aucun de ces moyens n'est par lui-même et d'une manière absolue capable de produire l'avortement, il n'en faut pas moins reconnaître que chacun d'eux a pu exceptionnellement déterminer un semblable résultat et peut ainsi, dans un cas donné, justifier la prétendue puissance abortive qu'on lui attribue. Cependant, j'ai hâte d'ajouter que presque toujours ces pratiques ne sont que le prélude et parfois l'auxiliaire des manœuvres directes plus efficaces qu'elles servent souvent à cacher aux yeux même des victimes abusées qui s'y livrent... »

« Les breuvages jouent un rôle bien plus large, dit encore le docteur Tardieu, dans la pratique des avortements. Depuis les médicaments purgatifs, ou même simplement diurétiques et sudorifiques jusqu'aux emménagogues et aux substances auxquelles on attribue une vertu abortive spécifique, on comprend quel vaste champ est ouvert aux préjugés du vulgaire et aux tentatives empiriques des matrones et des charlatans. Je serais fort en peine d'énumérer les innombrables recettes qui ont pu être composées et administrées dans le but de provoquer l'avortement, et dont l'emploi est surtout répandu dans les campagnes et loin des grands centres de population. Leur multiplicité n'a d'égale que leur impuissance ; mais lorsque l'on voit les auteurs les plus récents répéter les uns après les autres une longue liste de substances aussi innocentes que la scille, la salsepareille, le gaïac, l'armoise, le safran, l'aloès, la mélisse, la matricaire, l'absinthe, le genièvre, on ne saurait trop répéter qu'aucune d'elles n'a jamais pu produire l'avortement. Il n'en faut pas moins noter qu'elles doivent à cette espèce de notoriété d'être employées par un grand nombre de femmes, et d'être même conseillées par certaines personnes dans une intention coupable, au début de la grossesse. »

Voici une observation du docteur Tardieu, d'un cas d'avortement par l'ergot de seigle et par deux saignées.

« Le 19 janvier 1850 nous avons eu à visiter à Montrouge une jeune fille âgée de 18 ans qui dit avoir été victime d'une tentative d'avortement de la part d'un médecin au service duquel elle était et qui l'avait rendue mère. Dès les premières fois que les règles avaient manqué, il lui avait administré pendant 4 jours 3 prises d'une poudre jaune grisâtre provenant de grains noirs comme des grains de blé. Deux saignées avaient été pratiquées en outre au premier et au deuxième mois et le sang avait servi à tacher les linges pour faire croire à l'existence des règles. Il s'agissait d'apprécier ces faits qui, du reste, n'avaient pas arrêté la grossesse. Or la poudre dont la fille L... dit avoir fait usage est suffisamment caractérisée dans ses explications pour que l'on y reconnaisse la poudre d'ergot de seigle. Cette substance, malgré ses effets incertains, possède des propriétés abortives. D'ailleurs, à l'époque de la grossesse où cette fille l'a prise, l'emploi ne saurait en être justifié et elle était manifestement administrée dans le but de provoquer l'avortement. »

Les saignées concouraient au même résultat.

Des moyens mécaniques sont employés pour provoquer l'avortement, ils sont de deux sortes : les extérieurs, et les internes.

Les chutes, coups, chocs, pressions, sont les premiers. Un coup de pied sur le ventre peut provoquer l'avortement sans pour cela laisser de traces sur la peau. L'accident peut se produire très rapidement, en 12 heures quelquefois, mais le plus ordinairement il est plus tardif.

Des femmes se sont exposées à des chocs, à des chutes graves, pour atteindre leur but, lorsqu'elles n'avaient point de complices, et cela avec une patience incroyable. Asara raconte qu'au Paraguay, les femmes se font avorter en se laissant frapper sur le ventre avec le plat de la main, jusqu'à ce que l'hémorrhagie utérine se déclare. Mais le plus souvent c'est une manœuvre employée pour cacher d'autres moyens mis en usage.

Mauriceau cite l'histoire d'une femme grosse de sept mois qui dans un incendie se laissa glisser d'un troisième étage, tomba sur des pierres, se cassa le bras, sans que la grossesse en fût troublée. Velpeau a vu une femme qui tomba dans une cave, se fracturer une jambe sans avorter. Mende dit avoir soigné une femme dont l'enfant avait éprouvé des fractures par suite de coup et qui termina normalement sa grossesse.

Les manœuvres mécaniques internes sont d'une gravité exceptionnelle, c'est celles qui maintenant sont le plus fréquemment mises en pratique. « Voici comment se passent les faits de ce genre, dit le docteur Troudes : après des essais préliminaires, des tentatives inutiles, la résolution est prise, le marché est débattu et conclu ; l'opération est pratiquée dans une dernière visite, soit chez la femme, le plus souvent au domicile du complice. On a promis, avec euphémisme, de faire couler, passer ou fondre l'enfant ; la femme peut même rester dans l'ignorance des pratiques qu'elle aura à subir ; le complice se prémunit ainsi contre les aveux possibles de sa victime. » « Plusieurs fois déjà, dit Tardieu, elle s'est soumise au toucher, et elle peut croire qu'il en est encore ainsi lorsque le doigt introduit dans les parties sexuelles l'instrument avec lequel le crime sera accompli. La femme reste debout, comme dans une exploration ordinaire. C'est ainsi que beaucoup de victimes soutiennent, de la meilleure foi du monde, que la sage-femme s'est bornée à leur introduire un doigt dans la matrice, et que cette introduction n'a différé des précédentes que par les suites. »

« Les procédés employés, dit le docteur Troudes, sont les suivants : le tamponnement, la dilatation du col, le décollement de l'œuf, la perforation des membranes. L'arsenal découvert au domicile des prévenus n'est ni nombreux ni compromettant s'il appartenait à la profession médicale. Ce sont des seringues avec ajustage de sondes, un spéculum, un stylet émoussé, un trocart, quelques fioles avec des liquides ; aucun instrument qui, par sa spécialité, indique la nature des opérations. Dans les affaires criminelles on voit apparaître les armes les plus simples et les plus imprévues, aiguilles à tricoter en bois ou en fer, tringles de rideau, plumes d'oie, fil de fer, broche, fuseau. Cependant les méthodes tendent à se régulariser, et les coupables imitent de plus en plus les procédés simplifiés que l'on met en usage pour l'accouchement provoqué. »

Comme nous l'avons dit, l'emploi des douches est fort en usage, mais cependant pour qu'il ait quelque chance de succès, il faut qu'il soit manié par des mains expérimentées. L'injection interne a ses dangers, à plus forte raison, en entraîne-t-elle dans les pratiques criminelles de l'avortement, où l'état moral de la femme, l'absence de soins, les imprudences même conseillées par les complices, accroissent le péril.

« Nous avons vu, dit le docteur Troudes, deux femmes succomber aux suites de ces manœuvres, et une troisième être atteinte d'une métrite persistante avec hypertrophie de l'organe. La nature du liquide est indifférente, mais le charlatanisme s'introduit aussi dans cette odieuse pratique ; l'opérateur fait usage de liquides diversement colorés, auxquels il attribue une action particulière, et qu'il met à un haut prix. Ce sont des mélanges d'eau de savon, de vin de quinquina, de décoction d'ergot de seigle ou de sabine, des infusions aromatiques avec addition d'huiles essentielles. »

Les membranes sont déchirées avec les organes les plus divers. C'est le procédé le plus prompt et le plus infaillible, mais ce procédé entre des mains inhabiles peut blesser gravement la matrice et y laisser des traces irrécusables.

Les accidents consécutifs à l'avortement provoqué sont très fréquents. Si les fausses couches sont généralement considérées comme ayant des suites plus fâcheuses que les accouchements, cette assertion s'applique avec plus de vérité encore aux avortements criminels. La métro-péritonite est d'ordinaire la complication la plus certaine. La femme peut y survivre et même se rétablir, mais il est assez commun que sa santé en soit altérée pour le reste de ses jours.

La mort est la conséquence funeste de l'avortement criminel. La femme peut mourir subitement pendant la manœuvre abortive. La syncope peut se déterminer ; provoquée par une vive douleur et aggravée par l'émotion, elle entraîne la mort. Le docteur Troudes rapporte le fait suivant : « Une jeune femme grosse de quatre mois, bien portante, entre chez un médecin ; elle reste un demi-quart d'heure seule avec lui ; tout à coup elle pousse deux cris, on accourt, elle est tombée expirante devant le médecin qui cherche en vain à la rappeler à la vie, et elle meurt en quelques instants. A l'autopsie, on trouve des érosions du col et le placenta en partie décollé ; du sang frais tache la chemise. Il n'existe aucune trace de congestion ni du poumon ni du cerveau. La mort a été le résultat d'une syncope provoquée par la manœuvre abortive. »

Observation du docteur Ollivier d'Angers. *Avortement suivi de mort.*

« Jeune fille de 22 ans enceinte de 3 mois se rend chez une sage-femme qui lui introduit dans les parties un instrument très aigu ; au moment où celui-ci a pénétré très profondément, elle ressent une violente douleur dans le ventre. Un peu de sang s'écoule et les souffrances augmentent, elle est obligée de passer la nuit chez cette sage-femme qui la ramène le lendemain chez elle et l'abandonne.

« Les douleurs vont en augmentant rapidement et malgré le traitement le plus énergique, la mort survient en quatre jours.

« A l'autopsie on trouve une péritonite très aiguë dont le principal foyer est concentré autour de la matrice... Celle-ci renfermait un fœtus dans ses membranes intactes... Dans l'épaisseur des parois du col, on découvre une perforation étroite qui se prolonge en haut et en arrière jusqu'à 6 centimètres environ et s'ouvre à la partie postérieure de l'utérus. La surface de la plaie fistuleuse était noire, mais les tissus environnants étaient sains.

« Il n'y avait aucune trace de caillots sanguins, l'œuf n'avait pu être intéressé. »

Dans les conditions les plus ordinaires, la mort est le résultat de l'hémorrhagie utérine, de la péritonite et de la métrite. Dans 96 cas judiciaires dont l'issue a été connue, le docteur Tardieu a noté 46 morts.

La mort a lieu généralement en quelques heures pour l'hémorrhagie, et en quatre ou cinq jours au plus pour la péritonite.

« La sensation qu'éprouvent les femmes au moment de l'introduction d'un instrument dans l'intérieur de la matrice et de la perforation des membranes est extrêmement variable, dit le docteur Tardieu (1), et les révélations qu'elles font à cet égard semblent tout à fait contradictoires. Quelques-unes, en effet, ne ressentent presque rien, à peine une sensation incommode qu'elles désignent sous le nom exprès de fourmillement, pour d'autres, c'est une simple piqûre ; si c'est une injection qui a été faite, elles sentent un liquide qui monte dans le corps, et n'accusent d'abord qu'une douleur modérée ; mais chez le plus grand nombre, l'opération détermine instantanément une douleur violente, un déchirement dans le bas-ventre et l'épigastre, suivi assez souvent d'attaques de nerfs ou de défaillance, et de perte de connaissance complète. Presque toujours il s'écoule une petite quantité de sang, plus rarement un peu de liquide amniotique. A partir de ce moment,

(1) Docteur Tardieu, *Étude médico-légale de l'avortement*, 1881.

si l'opération n'a pas manqué son but, cas dans lesquels les femmes conservent seulement pendant quelque temps des douleurs dans le bas-ventre et dans les reins, le sang reparaît sous forme de pertes de plus en plus répétées. Du reste, à moins d'accidents immédiatement graves, les femmes sont contraintes à des marches forcées et à un exercice qui est bien fait pour aggraver les suites de l'opération. On comprend que les véritables auteurs du crime ont hâte d'éloigner celle dont la complicité est une accusation de plus, et comme rien ne s'oppose le plus souvent à ce qu'une femme puisse se soutenir et marcher aussitôt après avoir subi les manœuvres, on s'empresse de lui conseiller de rentrer chez elle à pied. La marche a en outre l'avantage de favoriser l'écoulement du sang et les contractions utérines, ce qui explique pourquoi une longue promenade est ordinairement prescrite après l'opération aux femmes même qui doivent séjourner dans les maisons d'accouchement. »

Observation du docteur Tardieu. *Avortement tenté par la sabine et pratiqué par la piqûre.*

Une femme âgée de 28 ans, bien réglée, ayant eu déjà un enfant, devenue clandestinement enceinte et parvenue à 2 mois et demi environ de sa grossesse, recourut d'abord dans le but de se faire avorter à l'usage de la sabine, elle prit pendant plusieurs jours de suite 10 à 40 gouttes de l'essence de cette plante, sans éprouver autre chose que quelques tranchées passagères et des nausées non suivies de vomissements. Ces essais étant restés infructueux, elle se décida à se confier à une sage-femme qui la soumit à deux reprises à une opération, consistant dans l'introduction d'un stylet profondément porté dans les parties sexuelles à l'aide d'un spéculum. Cette femme, très explicite dans ses aveux, dit n'avoir éprouvé qu'une sensation de farfouillement et de mouvements désagréables dans la matrice. L'opération ne fut d'ailleurs suivie d'aucun écoulement de sang ou de tout autre liquide, et pendant huit jours il n'y eut pas d'autres signes du côté de l'utérus que des espèces de déchirements qui se faisaient sentir par moment dans le ventre et le bassin. C'est alors qu'une dose d'ergot détermina le travail et amena rapidement l'expulsion du fœtus sans autres accidents qu'une perte abondante.

IX

RELATIONS EXTRAORDINAIRES

Nous donnons ici, comme cas de comparaison au point de vue d'expert, quelques observations médicales relatives à des grossesses apparentes et à des supercheries.

Grossesse apparente produite par tympanite du ventre (Baudelocque, *Art des accouchements*, 1789).

Une jeune dame éprouve quelque temps après son mariage une suppression des règles, accompagnée de dégoût, de salivation, de nausées, de légers vomissements, de gonflement dans les seins. Le ventre se tend peu à peu. A l'époque du quatrième mois, cette dame sent des mouvements intérieurs qu'on prend pour ceux de l'enfant. Elle se porte d'abord très bien, conserve son embonpoint ; ses digestions se font avec facilité. Les mamelles filtrent une sorte d'humeur laiteuse ; l'auréole brunit, tout en un mot fait croire à l'existence d'une bonne et vraie grossesse. Levret qui devait accoucher cette dame le pensait ainsi. La mort ayant enlevé cet accoucheur, on fait choix pour le remplacer de Baudelocque qui fait sa première visite avec Lorry Ce médecin, en portant la main sur le ventre de la dame, dit qu'il sent les mouvements de l'enfant. Baudelocque porte à son tour la main sur le ventre, sent un mouvement intérieur, mais déclare que ce n'est pas là le mouvement d'un enfant ; il touche, trouve la matrice petite, non développée et dans un très grand état de maigreur. Il annonce qu'il n'existe pas de grossesse, et que la tension des parois du ventre est due à de l'air contenu dans les intestins. Vingt-quatre heures après cet examen, la dame éprouve quelques douleurs et pense que son accouchement va se terminer. Se croyant à la fin du neuvième mois de sa grossesse, elle prépare tout ce qui lui est nécessaire, se couche et fait appeler Baudelocque qui revient, touche une seconde fois et porte le même jugement. Peu de temps après il se manifeste des coliques qui sont suivies de l'expulsion d'une grande quantité d'air par l'anus et de l'affaissement du ventre.

Simulation de mouvements du ventre ayant duré plus de 8 ans. (Mauriceau, 1694).

« M. Rodier, mon confrère, amena en l'année 1666, en nostre chambre d'assemblée de Saint-Côme, une femme âgée pour lors de 40 ans, laquelle il me fit voir et à plus de trente autres confrères, pour sçavoir quelle pouvoit estre la cause des grands et très fréquens mouvemens douloureux qu'elle santoit dans le ventre depuis plus d'un an et demi, lesquels étoient si manifestes, qu'on voyoit son ventre souvent aussi fortement agité en plusieurs différens endroits que si elle eust deux ou trois enfans dedans et elle l'avoit même aussi gros, et le sein, que elle eust été preste d'accoucher ; ce qui luy a toujours duré de la sorte depuis ce temps là jusques au mois de juin de l'année 1674, que je vis encore ceste dame dans toutes les mesmes dispositions auxquelles je l'avois voüe il y avoit près de 8 ans, faisant au reste assez passablement bien toutes ses fonctions et n'ayant aucune autre notable incommodité que la douleur que luy causoient ces violens et fréquens mouvemens par une pure affectation de faire admirer en elle une chose qui paroissoit si extraordinaire aux yeux de tous ceux qui la voyoient. »

Cette femme nous semble avoir tout simplement pratiqué la danse du ventre !

Voici encore un exemple analogue :

Observation d'Ambroise Paré.
D'une grosse garce de Normandie qui feignoit avoir un serpent dans le ventre.

« L'an 1561 vint en ceste ville une grosse garce ferme, potelée et en bon poinct, aagée de trente ans ou environ, laquelle disoit estre de Normandie, qui s'en alloit par les bonnes maisons des dames et damoiselles leur demandant l'aumosne, disant qu'elle avoit un serpent dans le ventre, qui luy estoit entré estant endormie en une chenevière; et leur faisoit mettre la main sur son ventre pour leur faire sentir le mouvement du serpent qui la rongeoit et tourmentoit jour et nuict comme elle disoit. Ainsi tout le monde lui faisoit aumosne par une grande compassion qu'on avoit de la voir, ioinct qu'elle faisoit bonne pipée. Or, il y eut une damoiselle honorable et grande aumosnière qui la print en son logis et me fit appeler (ensemble, docteur Hollier, régent en la faculté et Germain Cheual, chirurgien juré à Paris) pour sçauoir s'il y auroit moyen de chasser ce dragon hors de ceste pauure femme, et l'ayant veue, M. Hollier luy ordonna une médecine qui estoit assez gaillarde (laquelle lui fit faire plusieurs selles) tendant à fin faire sortir ceste beste : néantmoins ne sortit point. Estant de rechef rassemblés, conclusmes que je luy mettrois un spéculum au col de la matrice et partant fut posée sur une table et son enseigne fut desployée pour luy appliquer le spéculum, par lequel il fut assez bonne et ample dilatation pour sçavoir si on pourroit apercueuvoir queüe ou teste de ceste beste : mais il ne fut rien aperçu, excepté un mouvement volontaire que faisoit la dicte garce par le moyen des dicts muscles de l'épigastre; et ayant conneu son imposture, nous retirasmes à part, où il fut résolu que ce moueument ne venoist d'aucune beste, mais qu'elle le faisoit par l'action des dicts muscles. Et pour l'épouventer et conoitre plus amplement la vérité on luy dict qu'on réitéreroit à luy donner encore une autre médecine beaucoup plus forte ; et elle craignant reprendre une forte médecine, estant assurée qu'elle n'avoit point de serpent, le soir meme s'en alla sans dire adieu à sa damoiselle, n'oubliant à serrer ses hardes et quelques-unes de la dicte damoiselle, et voilà comment l'imposture fut découverte. Six jours après il la trouay hors la porte de Montmartre sur un cheual, iambe de ça, iambe de la, qui rioit à gorge desployée et s'en alloit avec les chanemarées, pour avec eux faire voler son dragon et retourner en son pays. »

Grossesse apparente nerveuse. (Tardieu.)

Mme de B..., âgée de 43 ans, hystérique au dernier degré, qui était déjà accouchée treize fois, se crut, après cinq mois de repos, de nouveau enceinte. Ses règles, qui se montraient toujours avec beaucoup de régularité, se suspendirent, et déjà à la deuxième fois, elle fixa le 15 mai comme le jour de son accouchement. Elle eut comme dans toutes ses grossesses des anxiétés qui nécessitèrent plusieurs saignées. Elle avait du dégoût pour les mêmes aliments et pour d'autres comme autrefois une prédilection très grande et inaccoutumée ; elle sentit l'enfant juste à l'époque qu'elle avait indiquée, son bas-ventre devint de jour en jour plus volumineux. Néanmoins elle était inquiète de ce que de temps en temps, et même toujours à l'époque menstruelle, ses règles se montraient, mais pas comme à l'ordinaire ; ses craintes s'apaisèrent cependant facilement parce qu'elle avait appris de ses amies que c'était une chose possible.

Vers la fin de son compte la grossesse devint très fatigante pour elle ; plus elle approchait du terme présumé, moins elle pouvait s'asseoir, à cause du ténesme et des tiraillements désagréables vers le bas. Sur un sopha elle ne pouvait que se placer sur le bord, en écartant fortement les cuisses, et dans le lit ne pouvait être couchée que sur le dos. Exactement le jour qu'elle avait indiqué, le 15 mai au matin, les douleurs commencèrent à se faire sentir; lorsque j'arrivai, je la trouvai dans des douleurs atroces et dans des convulsions dignes de compassion, accompagnées de claquements de dents; le bas-ventre était très tendu, le ténesme était si grand qu'elle craignait à chaque instant la sortie précipitée de l'enfant et que l'urine s'écoulait involontairement. Le toucher par le vagin m'apprit qu'elle n'était pas enceinte, je ne trouvai aucune trace de fœtus en dehors de la matrice. Lorsque cette dame fut assurée qu'elle s'était trompée, les douleurs et les convulsions cessèrent tout à coup, et toutes ces sensations de grossesse, toutes les incommodités, le dégoût, les anxiétés disparurent avec l'idée fixe qui les avait produits ; depuis ce temps, elle est parfaitement bien portante, mais ne peut pas encore concevoir qu'il soit possible de s'imaginer une chose si fermement et si douloureusement.

Elévation du bas-ventre et douleurs de l'accouchement sans grossesse (Schmitt, cité par Tardieu).

La femme d'un fabricant, âgée de 30 ans à peu près, et un peu cachectique, qui venait de sevrer son premier enfant qu'elle avait nourri pendant onze semaines, se crut de nouveau enceinte, parce qu'elle ressentait différents phénomènes nerveux et que son bas-ventre s'élevait insensiblement. Ses règles coulaient à la vérité d'une manière périodique, mais elle crut ne pas devoir s'y arrêter, attendu qu'elles avaient continué de se montrer pendant sa première grossesse jusqu'aux derniers mois. Dans la suite, des douleurs avec ténesme, simulant des contractions de la matrice, se montrèrent à deux reprises différentes au point qu'on croyait le travail de l'accouchement déclaré, mais ces symptômes se calmèrent sans que rien ne fût expulsé. Après que l'on eut attendu vainement la fin de cette grossesse pendant quinze mois, la femme revint de son illusion, mais elle continua à avoir la sensation d'un corps étranger. La matrice était cependant dans l'état ordinaire.

Ces exemples de grossesses fictives sont le fait de l'imagination que l'on doit certainement ranger dans la conception monomaniaque de délire partiel.

Le docteur Tardieu cite les observations curieuses de Girard, médecin à Lyon, qui prouvent bien que ces prétendues grossesses constituent une véritable perversion de l'instinct puisqu'on les voit se reproduire chez les animaux.

« Une petite chienne qui avait déjà mis bas fut couverte. Son ventre grossit, ses mamelles devinrent plus volumineuses et on voyait dans l'abdomen des mouvements prononcés. Au bout de quelques mois, elle fit des efforts comme pour accoucher. Le ventre s'affaissa, les mamelles se remplirent de lait. Cette chienne poussait des cris pour appeler ses petits. Cet état dura quatre jours.

« Une chatte déjà plusieurs fois mère éprouva absolument les mêmes symptômes de la gestation et ne mit bas aucun petit.

« Une vache saillie par un taureau à Ecully, près Lyon, en imposa par l'accroissement de son ventre jusqu'au huitième mois de gestation. Cette prétendue gestation disparut du soir au lendemain ; la vache semblait demander son veau. On en trouva un dans le voisinage qu'on lui donna à nourrir. »

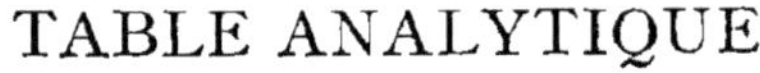

TABLE ANALYTIQUE

TABLE ANALYTIQUE

BIBLIOTHÈQUE POPULAIRE

DES

Connaissances médicales

Collection à 1 franc le volume

La Collection que nous publions sous le titre de Bibliothèque populaire des Connaissances médicales, *remplit un but de vulgarisation d'un intérêt saisissant. Le résumé analytique des matières contenues dans chaque volume que nous donnons ici en fera saisir toute l'importance.*

Dégagé des termes techniques, le texte de ces ouvrages, tout en conservant une précision absolument scientifique, est remarquable par la netteté de la rédaction, ce qui le met à la portée de tous.

Envoi franco de chaque volume contre 1 fr. 25

N° 1

La Blennorrhagie

Causes. — Fréquence. — Mode de contagion. — La Blennorrhagie chez l'homme. — Son début, sa marche et sa durée. — Balanite et Balano-posthite. — Paraphimosis. — Orchite. — Blennorrhagie chez la femme. — Uréthrite. — Vulvite. — Vaginite. — Végétations. — Complications de la Blennorrhagie. — Rhumatisme et ophtalmie blennorrhagiques. — Rétrécissements. — Rétention d'urine. — Goutte militaire. — Le Gonocoque.

N° 2

LA SYPHILIS

Historique. — La virulence. — Le chancre infectant. — Les plaques muqueuses. — Le mode de contagion. — Les degrés. — Accidents consécutifs. — Hérédité. — Infection de l'enfant sans contagion pour la mère. — Infection de l'enfant par l'allaitement. — Infection de la nourrice. — Immunité des syphilitiques de la syphilis par l'hérédité. — Traitement.

Collection à 1 franc le volume

Nº 3

L'ONANISME CHEZ L'HOMME

Historique. — Les causes — L'onanisme solitaire. — L'onanisme en commun. — Manualisation. — Onanisme buccal. — Caractère des masturbateurs. — Influence de l'onanisme sur les facultés intellectuelles. — Ses effets sur le système nerveux. — Maladies engendrées par l'onanisme. — Amaigrissement, névralgies, palpitations, apoplexie, paralysie, satyriasis, pertes séminales, impuissance, stérilité, perte de la vue et de l'ouïe. Abrutissement général.

Nº 4

La Masturbation chez la Femme

Le saphisme. — Le clitorisme. — La masturbation par des corps étrangers, par frottements. — Les ménages de tribades. — Leur jalousie. — Le dégoût de l'homme, la prostitution chez les tribades. — Lettres de thribades. — Les maisons clandestines d'amour lesbien. — Les tribades intermittentes. — Les désordres de la masturbation. — Fureur utérine. — Leucorrhée. — Métrite, stérilité, affections nerveuses, troubles de l'intelligence. — Déformation des organes féminins. — Sodomie chez la femme. — Le saphisme bestial.

NOUVELLE LIBRAIRIE MÉDICALE
39, rue de Trévise, à Paris

Collection à 1 franc le volume

N° 5

LA PÉDÉRASTIE

La prostitution pédéraste, le chantage, exemples. Les mœurs des pédérastes, caractères extérieurs. — Pédérastes actifs et passifs. — Observations médico-légales. — Les signes de la pédérastie. — Déformations de l'anus et de la verge. — Les uranistes dans la société. — Leur caractère morbide. — Perversion et perversité. — Le dégoût de la femme. — Les invertis-nés et les invertis occasionnels. — Les causes.

N° 6

L'AMOUR ET L'ACCOUPLEMENT

Les organes génitaux de l'homme et de la femme, leur description et leurs fonctions. — Le sperme. — Les ovaires et l'ovulation. — La puberté et la nubilité. — Le mécanisme du coït. — La volupté. — L'appétit vénérien. — Modes divers d'accouplement. — La recherche de la volupté. — L'orgasme vénérien. L'éjaculation.

Nº 7

LA PROCRÉATION

Le mécanisme de la fécondation, rencontre du sperme et de l'ovule, leur fusion, le germe, historique de la question. — Théories anciennes. — Moment propice à la fécondation. — La grossesse, signes certains ou incertains. — Début, progression. — Indication des sexes. — L'accouchement, les douleurs. — Description et terminaison. — L'accouchement chez tous les peuples, postures et pratiques. — Les jumeaux. — Comment se forment les monstres. — Les envies, ce qu'elles sont. — Nains et géants. — Cas d'enfants extraordinaires.

Nº 8

LA MENSTRUATION

La matrice et les ovaires, apparition des règles, causes des règles, l'ovule et l'ovulation, chute de l'ovule, congestion des organes, durée des règles, complications. — L'âge critique, son début, son caractère. — Accidents et maladies. — Influence de l'âge critique sur l'économie générale.

N° 9

Impuissance et Stérilité

L'impuissance chez l'homme, par défauts de désirs, par dégoût, par défaut d'érection complète, par défaut de conformation. — Stérilité par défaut d'éjaculation, par absence de spermatozoïdes. — Impuissance chez la femme par vaginisme, par vice de conformation. — Stérilité occasionnelle et momentanée, absence de règles par maladies.

N° 10

L'HERMAPHRODISME

Définition et variétés. — Historique. — Les neuf sortes d'hermaphrodisme. — Malformation masculine et féminine. — Exemples. — Formation des hermaphrodites. — Les hermaphrodites devant la loi. — Mariage. — Erreur de personne. — L'état-civil des hermaphrodites. — Erreur de déclaration. — Les cas célèbres. — L'appétit sexuel chez les hermaphrodites. — L'infantilisme. — Arrêt de développement. — Le féminisme. — L'homme-femme. — La femme-homme. — Les Gynécomastes ou mamelle avec sécrétion lactée. — Types de Gynécomastes. — Arrêt du développement des testicules. — Exemples.

N° **11**

LA PERVERSION SEXUELLE

Définition de la perversion. — Les variétés. — Le fétichisme. — Les fétichistes et leur caractère, la passion du mouchoir, des bottines, des cheveux, des vêtements féminins, des bonnets de nuit, des tabliers, des morceaux de draps, etc. — Le masochisme. — L'amour des coups et de la domination féminine. — Les passionnés des excrétions féminines, de la sueur, des mucosités nasales. — Les buveurs d'urine, les stercoraires, les lécheurs de pieds. — Le sadisme. — Les sanguinaires et les tortionnaires. — Les éventreurs de femme. — Exemples célèbres. — Les nécrophiles et les vampires. — Déterreurs de cadavres, le viol des mortes. — Bestialité. Exemples de ce vice.

N° **12**

LA VIRGINITÉ

L'hymen, situation, formes et anomalies. — Signes de la virginité. — L'hymen n'est pas une certitude. — L'hymen élastique. — Sa persistance après le coït et après l'accouchement. — La défloration chez les peuples d'Orient. — L'infibulation. — La défloration criminelle. — Attentats, viol dans l'hypnotisme et dans le somnambulisme, le chloroforme. — Simulations de viol et coups montés. — Médecine légale. — La continence et la chasteté. — Effets contraires produits par la continence. — Exemples d'abus de chasteté. — Le célibat, maladies produites par le célibat forcé, son immoralité, sa contradiction avec les lois naturelles.

NOUVELLE LIBRAIRIE MÉDICALE
39, rue de Trévise, à Paris

Collection à 1 franc le volume

N° 13

L'HYSTÉRIE

Son histoire. — Les hommes hystériques. — Caractère de l'hystérie, sa fréquence et ses causes. — Ses degrés. — Ses accès, débuts et durée. — Observations. — La folie hystérique, définition et caractère — La Salpêtrière. — Cas célèbres.

N° 14

L'Hypnotisme

Son histoire. — Les magnétiseurs. — Le somnambulisme. — Les hystériques et l'hypnotisme. — Sujets hypnotisables. — Procédés employés pour produire la léthargie, la catalepsie et la contracture. — Curieux exemples de ces divers états. — La suggestion, l'hypnotisé assassin, son réveil. — Oubli complet de l'acte. — Obéissance passive. -- L'hallucination. — Curieuses observations.

NOUVELLE LIBRAIRIE MÉDICALE

39, rue de Trévise, à Paris

Collection à 1 franc le volume

N° 15

LA FOLIE ÉROTIQUE

L'Erotomanie. — Définition. — Fièvre érotique. — Manie. — Extase amoureuse et ravissement. — L'érotomanie chez les anciens. — Ses causes. — Le satyriasis. — Excitations morbides. — Effets des cantharides. — La nymphomanie. — Causes. — Ses degrés. — Manie furieuse. — Insensibilité. — Scènes obscènes. — Amour charnel d'une mère pour son fils. — Manie mystique. — Exemples remarquables. — Priapisme. — Erections incoercibles, causes et effets. — Folie érotique périodique. — Exemple d'exaltation sexuelle. — Démence sénile. — Excès vénériens. — Chronicité des maladies nées des abus. — Pertes séminales. — Troubles singuliers à la suite de coït. — Ivresse érotique. — Influence sur les sentiments.

N° 16

LA PROSTITUTION

Précis historique. — Les 22 classes de courtisanes de la Grèce, la débauche romaine. — La prostitution au moyen âge. — Les maquerelles. — Les filles au Châtelet. — Exactions de la police. — La prostitution moderne. — Les instructions de la police. — Cartes des filles. — Leurs obligations et leurs défenses. — La prostitution clandestine. — Types et procédés de ces filles. — La retape. — Les maisons de passe et de rendez-vous. — Le rôle de l'homme. — Le recrutement des filles de joie. — Le proxénétisme. — Courtage. — Les causes de prostitution. — Caractères des filles de joie. — Obstacles à leur libération. — Sentiments religieux et charité. — La maternité. — Etrange pudeur. — Les souffrances.

Collection à 1 franc le volume

N° **17**

HYGIÈNE ET RÉGÉNÉRATION

Les forces sexuelles de l'homme, leur conservation par l'hygiène. — La sécurité en amour, moyens d'y pourvoir. — Les forces affaiblies rendues sans dangers. — L'hygiène de la femme amoureuse. — Beauté du corps, conservation des seins, leur blancheur et leur fermeté; tonicité des organes génitaux. — Recettes et procédés.

N° **18**

L'AVORTEMENT

Avortement naturel spontané. — Les causes acquises ou héréditaires. — Avortement accidentel. — Causes, émotions morales. — Maladies. — Ebranlements physiques. — Avortement provoqué. — Médecine légale. — Fait matériel. — Intention. — Conséquences. — Preuves. — Le produit de la conception. — Simulation — Manœuvres abortives. — Coups, chutes, tamponnements. — Drogues.

aux pays d'Orient; Les débauches du moyen âge; Républiques italiennes; Les papes; En France; Effet moral de l'apparition de la vérole; Résultat néfaste de la débauche sur les grands.

V. LA VOLUPTÉ DANS SES RÉSULTATS SUR LA SANTÉ ET LA VIE HUMAINE. — La lâcheté et la férocité engendrée par la volupté; Effets des abus voluptueux sur la fécondité; Le sperme stimulant de l'économie générale; La femme plus voluptueuse que l'homme.

VI. CHASTETÉ ET CONTINENCE. — Impuissance temporaire; La chasteté absolue; Le célibat contraire à la femme; L'abus des fonctions génitales et l'intelligence; L'érection rebelle à la volonté.

VII. RAPPORTS DES SENS AVEC LES ORGANES GÉNITAUX. — Le toucher, influence des caresses; L'odorat, effets voluptueux des parfums et de certaines excrétions; Le goût; Les baisers; Aberrations singulières de ce sens.

IX. LA VOLUPTÉ ET LA PUDEUR. — La pudeur sert de frein à la violence; Fragilité de la pudeur; La pudeur excite la volupté et la prépare; Dispositions nécessaires à la conservation de l'espèce.

XII. LA FÉCONDATION ET LA VOLUPTÉ. — Les cinq groupes des actes de la génération; La volupté n'est pas nécessaire chez la femme.

XIII. AFFECTIONS MORALES: PEINES D'AMOUR. — La jalousie chez l'homme et chez la femme; Jalousie intéressée; Nymphomanie et érotomanie consécutives à la jalousie; Exemple d'érotomanie; Erotomanie mystique; La monomanie du suicide; Observation médicale.

XIV. AMOUR ET VOLUPTÉ DANS LES TEMPÉRAMENTS; INFLUENCES. — L'homme sanguin; Le bilieux; Le mélancolique; Le lymphatique; La femme lymphatique sanguine; La blonde et la brune; Variétés dans les types; Influence de l'alimentation; Influences climatériques; Les citadins et les paysans.

XV. AMOUR IDÉAL, AMOUR MATÉRIEL. — L'amour dans les passions; L'amour dans la vie sociale et l'amour purement physique.

Franco contre mandat-poste de **4 francs**

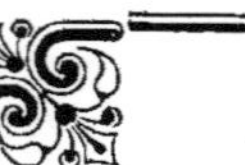

Félicien CHAMPSAUR

NUIT . . . . .
DE
. . . . FÊTE

OUVRAGE GRAND FORMAT

Orné de 80 illustrations en couleurs et d'une splendide couverture de Bottini en 5 couleurs.

C'est un conte des plus attrayants.

PRIX : 3 FR. 50

CHARLES OFFENSTADT, ÉDITEUR
39, rue de Trévise, **PARIS**

www.ingramcontent.com/pod-product-compliance
Ingram Content Group UK Ltd.
Pitfield, Milton Keynes, MK11 3LW, UK
UKHW020151200726
13856UKWH00003B/942